MÉMOIRE

DÉCOUVERTE DU CATHÉTÉRISME DU TYMPAN

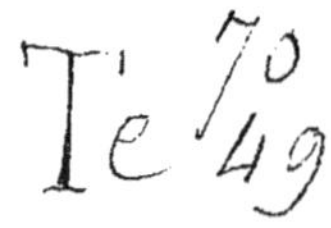

PARIS. — IMP. SIMON RAÇON ET COMP., 1, RUE D'ERFURTH.

MÉMOIRE

SUR

LA DÉCOUVERTE

DU CATHÉTÉRISME DU TYMPAN

PAR

LE DOCTEUR H. DESTERNE

Ancien interne des hôpitaux de Paris.

PARIS

CHEZ J.-B. BAILLIÈRE

LIBRAIRE DE L'ACADÉMIE IMPÉRIALE DE MÉDECINE

RUE HAUTEFEUILLE, 19

A LONDRES, CHEZ H. BAILLIÈRE, 219, REGENT-STREET

A NEW-YORK, CHEZ H. BAILLIÈRE, 290, BROADWAY

A MADRID, CHEZ BAILLY-BAILLIÈRE, 11, CALLE DEL PRINCIPE

1855

MÉMOIRE

SUR LA

DÉCOUVERTE DU CATHÉTÉRISME DU TYMPAN

---

§ 1 — DU CATHÉTÉRISME DU TYMPAN. — HISTOIRE DE CETTE DÉCOUVERTE.

L'Institut, l'Académie de médecine et les journaux scientifiques retentirent en 1851 de succès jusqu'alors inouïs dans le traitement des névralgies sciatiques. Un nouveau procédé thérapeutique venait de surgir dans la science, et ce procédé éveillait d'autant plus la curiosité, qu'il donnait des guérisons immédiates dans une affection que tout le monde savait être si douloureuse et si rebelle aux moyens antérieurement connus. Voici le fait dont tous les esprits se préoccupaient : l'expérimentation venait de prouver qu'un simple bouton de feu porté sur l'hélix, le repli le plus externe du pavillon de l'oreille, suffisait pour dissiper instantanément et souvent sans retour, des névralgies sciatiques de date récente ou éloignée.

Des observations avaient été recueillies avec soin et présentées de manière à rendre ces guérisons hors de tout conteste. Aussi, bien que la surprise fût extrême et malgré le merveilleux qui s'y attachait autant par l'instantanéité des résultats que par l'impossibilité où l'on se croyait alors de les expliquer, personne n'osa-t-il d'abord élever le plus léger doute contre la véracité des savants qui se proclamaient les patrons de cette heureuse découverte.

La cautérisation de l'hélix fut donc immédiatement acceptée et simultanément essayée partout. Mais il en arriva bientôt de ce qui arrive aux meilleures choses de la thérapeutique officielle, pratiquée à tort et à travers, indistinctement dans tous les cas de névralgie sciatique, comme si cette affection ne formait qu'un seul genre de maladie, sans variétés, toujours identique avec lui-même, et incapable de subir les divers changements que les diverses périodes de début, d'état ou de terminaison peuvent lui imprimer; la cautérisation de l'hélix ne tarda pas à compter autant d'insuccès que de réussites. La statistique apportant son tribut d'épreuves, il fut bien vite démontré que les cas de guérison étaient si rares, qu'on devait, selon toutes probabilités, les attribuer à d'heureuses coïncidences ou à la frayeur; théorie stérile, superficielle et dangereuse, parce que, prise au mot et plus généralisée, elle mène forcément au scepticisme le plus absolu en médecine. L'école anatomique, dont le scalpel ne démontrait aucun rapport direct ou éloigné entre le pavillon de l'oreille et le nerf sciatique, applaudissait de toutes ses forces au verdict lancé par les statisticiens. En fin de compte, la cautérisation de l'oreille tombait dans le discrédit avec autant de rapidité qu'elle avait provoqué d'engouement; avec le temps elle était menacée d'un perpétuel oubli.

Le procédé tombé en désuétude n'eût pas été, à vrai dire, une perte bien regrettable; il est toujours si pénible d'avoir recours à l'emploi du fer rouge pour lutter contre la douleur! Le temps n'est pas éloigné, sans doute, où de pareilles armes disparaîtront de l'arsenal thérapeutique; mais qu'il nous soit permis de demander, en admettant l'hypothèse de leur nécessité dans l'état actuel de la science, pourquoi on les fait intervenir à titre d'expérimentation, et si souvent en pure perte.

Toutefois, la cautérisation de l'hélix avait fait de zélés partisans; M. Malgaigne l'avait hautement défendue. Le caractère paradoxal de certaines vérités exige souvent, de la part des hommes de cœur et de sens qui les embrassent et savent les défendre, le déploiement d'un certain courage, et il y en

avait véritablement à soutenir un résultat que l'ensemble des
faits négatifs menaçait d'étouffer. Le savant professeur n'en
maintint pas moins ses affirmations, se retranchant, pour les
explications qu'on lui en demandait, derrière ce mot si connu
de saint Augustin : « Je sais que cela est, parce que cela est
absurde, parce que cela est impossible. »

M. Malgaigne avait raison, les faits négatifs ne prouvent rien
contre un résultat bien observé, et le défaut de théories satis-
faisantes n'est pas davantage un motif suffisant pour rejeter
leur autorité. Je ferai remarquer néanmoins que ce défaut
d'explications théoriques n'impliquait pas ici la désolante philosophie du proverbe de saint Augustin. S'il est juste d'aban-
donner à la théologie une dialectique à laquelle l'impossibilité
des recherches expérimentales la condamne, il n'en peut être
de même dans la science. Là, au contraire, la vérité veut que
l'on aille au-devant d'elle, et c'est pour nous une obligation
et un devoir de le faire, pour peu que nous ayons le pressenti-
ment de la rencontrer. On verra comment le désir d'expliquer
les effets de la cautérisation de l'hélix dans la sciatique m'a
mis sur les traces du cathétérisme du tympan.

On nie, me disais-je, les rapports qui existent entre l'oreille
et le nerf sciatique, mais ces rapports nous ont été à tous phy-
siologiquement démontrés. Tous nos sens, tous nos organes
sensoriels sont étroitement unis au cerveau, et, par son intermédiaire, à tout le système nerveux. La physiologie fourmille
de phénomènes remarquables qui prouvent incontestablement
la vérité de ces rapports. En citerai-je un exemple pour l'organe de l'ouïe : je rappellerai les convulsions que Bayle éprou-
vait en entendant jaillir de l'eau ; un romancier célèbre, Balzac,
avec cette science profonde et cette finesse de tact qui péné-
trait au cœur de toutes les questions qu'il touchait, a colligé
une foule de faits analogues. D'autre part, Casimir Médicus
cite, d'après H. Von Heer, le fait d'une jeune fille qui tombait
en défaillance aussitôt qu'elle entendait le son d'une cloche.
Quel que soit notre peu d'impressionnabilité, nous avons presque tous éprouvé du malaise, de l'irritabilité, un certain agacement nerveux dans les dents, ou un frémissement par tout

le corps lorsqu'un bruit violent ou désagréable vient à nous frapper l'oreille avec une certaine continuité. Ces faits, d'une observation vulgaire, contenaient déjà l'explication des guérisons obtenues par la cautérisation de l'oreille dans les névralgies sciatiques. Il ne s'agissait plus que de les interpréter convenablement.

J'ajouterai encore, pour mémoire, à ces citations, le travail du docteur Arnold, qui parut en 1842 dans l'*Hygea* (vol. XVI, n° 5), Mémoire dont la Revue critique et rétrospective de la matière médicale homœopathique nous a donné une analyse malheureusement trop succincte. Ce travail traite de l'importance des sympathies de l'oreille externe et du poumon pour la guérison des maladies de poitrine. Sans entrer dans la discussion des vues de son auteur, qui attribue ces sympathies à l'existence d'une ramification du nerf pneumo-gastrique qu'il aurait découverte dans l'enveloppe cutanée de la conque et du conduit auditif externe, ce Mémoire prouve, par des faits, que la présence des corps étrangers dans le conduit auditif externe peut devenir la cause de maladies chroniques du poumon, et que, cette cause une fois éloignée, les affections qu'elle entretenait se guérirent.

Mais, d'ailleurs, Sabatier avait rapporté, d'après Fabrice de Hilden, des faits bien plus concluants que ceux du docteur Arnold sur la liaison intime qui peut exister entre l'oreille, l'organe de la respiration et tout le système cérébro-spinal. Fabrice de Hilden traite de ces faits à propos des moyens qu'il employa pour extraire différents corps étrangers introduits dans la profondeur du conduit auditif externe, et qui avaient déterminé par leur présence des névralgies, des convulsions et de la paralysie dans toute la moitié du corps correspondante. Ces observations sont extrêmement remarquables et méritent d'être sérieusement méditées ; j'y reviendrai nécessairement.

Ainsi un nombre considérable d'observations, très-faciles à grouper, pouvait déjà servir à l'explication de la guérison des névralgies sciatiques par la cautérisation de l'oreille ; et cependant il ne vint à l'esprit de personne de s'en prévaloir, je ne dirai pas pour édifier une théorie, on ne veut plus de théories, mais pour les rapprocher synthétiquement des prodigieux effets de la cautérisation de l'hélix et de nos connaissances en anatomie et en physiologie.

A l'époque où je cherchais à me rendre compte de l'action du cautère actuel appliqué sur l'hélix, je ne connaissais pas encore tous les faits que je viens d'énumérer. La méditation de quelques phénomènes très-élémentaires et du nombre de ceux qui se reproduisent le plus souvent, le frémissement de tout le corps, par exemple, sous l'influence d'un son très-aigu ou désagréable, me suffisait pour établir dans mon esprit la chaîne des rapports physiologiques que je supposais exister entre l'oreille et tout le système nerveux. Cherchant à puiser dans l'expérience la sanction de mes idées, je me demandai de prime abord quelles modifications éprouverait une violente douleur nerveuse sous l'influence d'une forte surexcitation de l'ouïe. Le tympan devait être le point de départ et le siége de mon expérimentation. En voici les motifs :

Les physiologistes sont unanimes à ne reconnaître au pavillon de l'oreille que des fonctions purement accessoires. Tous ses mouvements sont synergiques des mouvements de contractilité du tympan. Toutes les vibrations de l'oreille externe, au contact des ondes sonores, aboutissent à cette petite membrane qui en est le centre de réflexion, le véritable foyer. Que nous prêtions l'oreille à une douce mélodie ou que nous frémissions de la tête aux pieds sous l'impression d'un bruit désagréable, il est certain que la sensation ne se transmet que par son intermédiaire.

En outre, les connexions si étroites et si remarquables qui existent au moyen du marteau entre le tympan et cette branche de la septième paire de nerfs, généralement connue sous le nom de corde du tympan, le caractère mixte, c'est-à-dire sensible et moteur de ce petit cordon nerveux, les liaisons anastomotiques qu'il établit entre la cinquième et la septième paire de nerfs, sa proximité de la masse encéphalique, n'étaient-ce pas là autant d'éléments capables de fixer de préférence mon attention?

Donc, en faisant choix du tympan comme siége de mon ex-

périmentation, l'anatomie, la physiologie et les faits pathologiques, tout concourait à me faire pressentir un résultat. Il
restait à savoir maintenant s'il serait en harmonie avec les
idées que je m'étais faites sur le mécanisme de la guérison des
névralgies sciatiques par la cautérisation de l'oreille. Il est
probable, me disais-je, que, sous l'impression du cautère ardent
sur l'hélix, le tympan se contracte violemment, alors le manche du marteau s'ébranle par suite de son adhérence avec
cette petite membrane, et la commotion se communique à la
corde du tympan qui s'engage, comme on sait, entre le marteau et l'enclume. Cette commotion une fois produite sur la
corde du tympan, la secousse reçue par ce petit cordon nerveux se transmet de proche en proche à tout le système, et les
fonctions de l'innervation se rétablissent. Cet *a priori* ne devait
point tarder à se vérifier, mais il me mettait en possession, du
même coup, d'une découverte dont les résultats n'étaient pas
moins merveilleux que ceux de la cautérisation de l'hélix.

Le 22 décembre 1850, accomplissant ma dernière année
d'internat dans les hôpitaux de Paris, un enfant se présente à
la consultation de M. le docteur Duplay, aux Incurables
(hommes), pour se faire arracher une dent dont il souffre beaucoup depuis plusieurs jours. Cette dent n'est point altérée, mais
les douleurs qu'elle provoque sont telles, que ce pauvre enfant
paraît être insensible à tout ce qui l'entoure. J'essaye d'abord,
et à plusieurs reprises, de fixer son attention, de l'intimider
même, soit en lui montrant la clef de Garengeot et les daviers,
soit en l'entretenant de l'atroce douleur qu'il va supporter; il
ne s'inquiète et ne s'émeut de rien, et me supplie instamment
de le délivrer au plus vite de son mal. On sait pourtant combien de fois il arrive que de très-vives douleurs sont momen-
tanément calmées par l'appréhension d'une douleur encore
plus vive. Chez cet enfant, rien de semblable; l'attention et
l'imagination restent inertes, absorbées par l'intensité du mal.
On dirait, pour raisonner dans le sens de l'hypothèse, très-
admissible d'ailleurs, de l'existence d'un fluide nerveux, que
cet élément de la sensibilité s'est concentré en un seul point, la
partie malade.

Cette circonstance de l'influence morale ne pouvant être invoquée dans le cas présent, j'imaginai de déterminer cette sensation désagréable que tout le monde a ressentie en se touchant le tympan avec une tête d'épingle. — Je ne croyais pas guérir, je le répète, mais je m'attendais pour le moins à quelque phénomène imprévu qui me mît sur la voie de l'explication que je cherchais. Quel que soit le résultat de cette opération si simple et si peu dangereuse pour ce petit malade, il ne sera certainement pas possible, me disais-je, de l'attribuer ici à un sentiment de crainte ou de frayeur, et peut-être que je pourrai conclure de ce fait à la réalité de mon hypothèse sur le mécanisme de la guérison des névralgies sciatiques par la cautérisation de l'hélix.

J'essayai donc : saisissant l'oreille de mon impatient malade, j'introduis doucement dans le conduit auditif externe l'extrémité mousse d'une sonde cannelée, de manière à toucher le tympan aussi légèrement que possible. Le but atteint, l'instrument retiré, je vois l'enfant s'étonner, puis se recueillir; je l'interroge : son premier mot est de me dire qu'il est guéri.

Quatre malades attendaient dans la salle de consultations pour se faire arracher des dents douloureuses, j'expérimentai de nouveau, et quatre fois de suite j'obtins le même succès. Il y avait dans ces derniers résultats quelque chose de plus extraordinaire encore que dans le premier fait, car j'avais expérimenté sur des dents profondément affectées par la carie.

L'expérience concluait donc à la réalité de mon hypothèse; mais, indépendamment de cette question de pure théorie, que nous abandonnerons pour un instant, quelle immense carrière de faits pratiques venait de s'ouvrir à mon investigation! La simplicité de cette nouvelle opération, la rapidité, l'instantanéité même de ses effets, l'absence de toute douleur et de lésion de tissu me plaçaient dans des conditions sans égales pour multiplier mes essais. Je pressentais déjà son application au traitement de toutes les affections douloureuses des nerfs; c'était la première conséquence, la déduction la plus directe et la plus rigoureuse du fait principe que je venais de découvrir. Aussi, dès le premier jour, je pratiquai la succussion du tympan dans un cas de pleurodynie, et les résultats remarquables que j'en obtins vinrent encore me confirmer dans la justesse de mes prévisions. Plus tard, le succès dépassait toutes mes espérances, je réussis à guérir même des névralgies intermittentes. Le hasard me fut tellement favorable, et j'eus un tel choix de malades dans les premiers temps de mes expériences, que je crus un instant la succussion du tympan d'un succès presque infaillible dans presque toutes les névralgies. L'illusion fut malheureusement de trop courte durée. Dès que j'eus affaire à des névralgies violentes et nettement périodiques, à ces névralgies où le *china*, par exemple, se trouvait franchement indiqué, je rencontrai une résistance opiniâtre, invincible, et je n'eusse jamais guéri si je n'avais eu recours à la matière médicale que j'avais cru pouvoir oublier. Plus tard, cette dernière catégorie de faits s'accrut encore. Au fur et à mesure que j'expérimentai sur une plus grande échelle, je m'aperçus qu'il fallait y ajouter ce cortége nombreux de névralgies qu'entraînent ces divers états pathologiques connus sous le nom de diathèses, et que produisent la syphilis, la goutte, le cancer, la phthisie, etc. Cependant les résistances que j'avais éprouvées n'infirmaient pas l'efficacité de la succussion du tympan dans un très-grand nombre de cas, et, comme je l'ai déjà dit, même dans des névralgies dont l'intermittence était des mieux caractérisées.

A l'époque de ces nombreuses expérimentations cliniques, ce dernier résultat m'avait singulièrement frappé. Guérir ainsi des névralgies intermittentes sans quinquina ! Imbu comme je l'étais de tous les préceptes de l'école, n'y avait-il pas dans ce fait plus qu'il n'en fallait pour confondre dans mon esprit toutes les idées admises sur l'essentialité des fièvres intermittentes, et plus particulièrement des fièvres intermittentes larvées? Je me demandais ce que devenaient les miasmes s'ils se dissipaient sous l'influence d'une légère succussion imprimée au tympan.

Je ne savais pas encore, à cette époque, que Linthult, en Suède (1753), avait appliqué l'électricité avec succès au traitement des fièvres intermittentes, et Hahnemann ne m'avait pas encore appris qu'il suffit à Gardini, Wilkinson, Syme et Wesley d'employer l'électricité pour guérir une fièvre tierce, et à Zetzel et Willermoz pour faire disparaître une fièvre quarte.

On connaît, depuis les recherches de MM. Derossi, de Rome, et Balotta, de Commachio (*Correspondenza scientifica di Roma,* 14 et 28 septembre 1853), tout le parti qu'il est possible de tirer de l'emploi de l'électricité; car ces messieurs ont expérimenté sur la terre, en quelque sorte classique, des fièvres paludéennes.

Plus récemment, M. le docteur Luigi Zuffi, en nous rappelant que Franck, en Allemagne, et Smith, en Angleterre, se servaient de la pile avec avantage dans le traitement des fièvres intermittentes, semble encore ajouter à l'autorité de ces utiles travaux ; mais on comprend sans peine qu'à une époque où ces curieuses expérimentations manquaient de ce nouvel éclat que la publicité leur a donné, il m'ait été difficile d'admettre que la simple succussion du tympan ou le choc d'une étincelle électrique, alors même que l'observation me l'eût démontré, fût susceptible de détruire un principe morbide qui se manifeste par de si grands désordres dans la santé. On a prétendu que les fièvres intermittentes n'étaient que des fièvres purement nerveuses; mais cette opinion, que je n'accepte ni ne combats, est encore loin d'avoir prévalu. Pour moi, d'ailleurs, j'avais besoin d'arriver à me créer une conviction par d'autres voies que celles de l'hypothèse. Je désirais invoquer encore l'expérimentation. Si j'obtenais par le cathétérisme un résultat, quelque faible qu'il fût, dans une fièvre intermittente parfaitement caractérisée, je m'expliquais alors ces effets si imprévus de la guérison de certaines névralgies intermittentes par le même procédé. Le hasard ne me fit pas longtemps attendre.

Une jeune femme, qui avait eu autrefois des accès de fièvre intermittente tierce pendant six mois, vit ces accès de fièvre se reproduire tout à coup à la suite d'une forte ménorrhagie; seulement le type de ces accès s'était transformé, aggravé en quelque sorte. Au lieu d'un accès tous les deux jours, elle avait la fièvre tous les jours, et chaque fois accompagnée d'une forte céphalalgie.

Je pratiquai le cathétérisme du tympan, et avant l'administration d'aucun médicament, la céphalalgie disparut, puis la fièvre ne reparut que tous les deux jours.

Ainsi, sous l'influence d'une simple commotion qui retentit sur le système nerveux, les intermittences s'étaient sensiblement modifiées. Plus de doute, et malgré mes scrupules, j'avais bien guéri des névralgies intermittentes. Le cathétérisme agissait en ce sens comme l'électricité. Plus tard, cette espèce d'analogie, je devrais dire cette identité d'action, ressortait de toute évidence de la généralité des faits qui devaient me passer sous les yeux ; mais ici elle était assez apparente. Il est vrai que, si le cathétérisme du tympan et l'électricité me donnaient des résultats identiques en pathologie et en physiologie, l'hypothèse du fluide électrique, *de cet élément précieux dont l'humanité a trop longtemps été privée*, que cette hypothèse, dis-je, était ruinée pour toujours ; mais la vérité n'a que faire de tous les rêves de notre imagination. Soyons assurés seulement qu'il n'existe pas de fluide électrique à l'extrémité du cathéter qui guérit.

Je n'ai pas encore saisi l'occasion d'expérimenter la succussion du tympan dans les fièvres d'accès. La physiologie ne m'a rien appris, du reste, à cet égard ; nous savons tous que l'introduction d'un cathéter dans l'urètre détermine des accès de fièvre intermittente, et rien ne prouve, jusqu'à présent, que la présence d'un corps étranger, volumineux, au fond de l'oreille, ne parvînt pas à déterminer des symptômes semblables. Quoi qu'il en soit, et sans vouloir trop présumer de l'avenir réservé au cathétérisme dans le traitement des fièvres d'accès, il est à espérer que cette petite opération m'ayant toujours donné des résultats semblables à ceux de l'électricité, ces résultats n'en différeront pas pour les phénomènes généraux que nous comprenons sous le nom de fièvre.

§ 2. DES APPLICATIONS DU CATHÉTÉRISME DU TYMPAN AU TRAITEMENT DES NÉVRALGIES.

On ne saurait mieux se représenter le chaos des idées qui règnent dans la thérapeutique classique qu'en ouvrant le cha-

pitre qui traite des moyens de guérir les névralgies. Interrogez
tous les auteurs que l'école accrédite de son autorité, il n'en
est pas un qui ne vante l'efficacité d'un traitement qu'il croit
infaillible; expérimentez, si vous en avez le courage; oubliez,
s'il vous est possible, le *primo non nocere*, et vous ne tarderez
pas à vous convaincre que tous, pour nous servir d'une expres-
sion de Tacite, mentent et croient tout ensemble.

Ouvrez le *Bulletin de thérapeutique*, t. XIII, p. 101 :
M. Piorry recommande de donner d'emblée le *sulfate de quinine* à très-haute dose, comme s'il s'agissait d'une fièvre perni-
cieuse; ces mots d'emblée et à très-haute dose, sans que l'on
sache exactement pourquoi, contiennent toute la sagesse du
précepte. M. Boudin n'est pas moins absolu dans sa pratique;
il recommande l'arsenic à doses massives dans toutes les névralgies intermittentes et la prosopalgie. Sans doute que Rœlants
ne croit ni à l'arsenic, ni au sulfate de quinine, car le médicament de son choix est la noix vomique à la dose graduellement
croissante de vingt à soixante centigrammes, et même davantage, en vingt-quatre heures; il avoue, avec une sorte d'ingé-
nuité, que le remède produit des effets très-violents; personne
n'en doutera. Lentin, James Begbiedé, Mareet, Wendestad,
Kirchoff, assurent, au contraire, que le remède spécifique des
névralgies est le datura stramonium. M. Trousseau n'ajoute
aucune foi à la spécificité du datura stramonium. Il n'est pas
de médicament pour lui qui vaille le chlorydrate de morphine
et l'opium. Levret administre l'opium dans les névralgies jusqu'au narcotisme. M. Valleix essaye l'opium, et conclut qu'il
n'a absolument aucun effet notable sur la maladie; dans presque toutes ses expériences, l'opium fut donné à la dose de
quinze à vingt centigrammes, c'est-à-dire à dose suffisante pour
être d'un essai dangereux.

Ajoutez à ces opinions, si diversement contradictoires, que
tous les traités de matière médicale et de thérapeutique, et tous
les formulaires, signalent à l'attention des praticiens la belladone, la jusquiame, la valériane, l'assa-fœtida, l'éther, le musc,
le chloroforme, le camphre, le castoreum, le sous-nitrate de
bismuth, la thérébentine, le kermès minéral, l'extrait de ciguë,

de narcisse, d'aconit, le zinc, le tartre stibié, l'ipécacuana, le hachich, l'aloès, la glace, l'hydrothérapie, la cautérisation par le fer rouge, le vésicatoire, l'électricité, l'acupuncture, l'excision et la section du nerf douloureux.

J'énumère à dessein ces divers modes de traitement, et je constate la dissidence des opinions qui règnent à l'égard des plus vantés pour donner une idée de l'anarchie qui domine la thérapeutique officielle; sans loi, sans principe qui en règle l'économie, il n'est pas une seule de toutes ces formules qui ne fasse courir au malade les chances d'une expérimentation inutile ou dangereuse. « Si vous regardez d'un peu près tous ces remèdes qu'ils prescrivent, écrivait Bacon, vous ne verrez dans toute leur marche qu'inconstance et irrésolution, vous reconnaîtrez qu'ils se contentent d'ordonner ce qu'ils peuvent imaginer sur-le-champ, ou ce qui se présente de soi-même à leur esprit, sans s'être fait d'avance une méthode fixe qui puisse assurer leur marche. » On ne peut pas prétendre que cet état de choses se soit modifié. Le triste tableau que nous venons de retracer des moyens de guérir les névralgies n'est qu'un faible spécimen de l'arbitraire et de la confusion qui règne dans la science officielle toutes les fois qu'il s'agit de questions pratiques.

Si l'on voulait d'ailleurs une dernière preuve que, dans la question qui nous occupe, l'art de guérir n'a pas fait un seul pas depuis l'époque où la critique de l'immortel régénérateur des sciences s'exerçait si justement contre la médecine et les médecins de son époque, nous citerions encore les auteurs du *Compendium*, un de ces livres qui résument avec autant de netteté que de sincérité l'opinion de la généralité des médecins.

« De tous les efforts tentés par les praticiens, disent MM. Monneret et Fleury, on ne peut tirer que deux conclusions, c'est que la névralgie est une affection très-réfractaire à la thérapeutique, et que l'on ne connaît pas jusqu'à présent de médication dont l'efficacité soit réelle et bien constatée. »

Je passerai sur les erreurs contenues dans cette courte appréciation; je ne répéterai pas que les névralgies, eussent-elles un caractère de périodicité bien marqué, se rattachent presque toujours à un ensemble de causes et de symptômes fort variés, et qu'il n'y a point, par conséquent, à espérer dans l'avenir une médication unique, un spécifique, par exemple, qui guérirait de toutes les névralgies ; mon but, en rappelant les moyens employés à les combattre en médecine ordinaire, n'a été que de montrer au grand jour, et de l'aveu de ses partisans les plus intéressés, tout le vide que laisse dans leurs traitements l'art si difficile de bien appliquer les remèdes, de faire sentir enfin l'infériorité de la thérapeutique enseignée dans les écoles et pratiquée tous les jours dans nos hôpitaux, vis-à-vis des lois découvertes par Hahnemann, des principes, en un mot, qui règlent, ordonnent et prévoient en homœopathie l'application de tous les médicaments. L'illusion dure depuis assez longtemps ; j'ai voulu, contrairement à ces discoureurs habiles dont le charlatanisme, encouragé par les académies, se déploie en théories sublimes, où ils prouvent, à force de mots et de phrases d'apparat, que l'art s'est amendé, nettoyé, simplifié, rationalisé ; j'ai voulu, dis-je, le montrer ici accablé de ses incertitudes jusqu'à l'indigence, au milieu des richesses accumulées d'âge en âge par l'expérience et la tradition.

Les voies ouvertes au praticien par la médecine ancienne le mènent fatalement à l'une de ces deux issues : s'il est crédule en thérapeutique, il frappera, comme un aveugle armé d'un bâton, suivant l'ingénieuse comparaison de Bordeu, çà et là sur le malade et sur la maladie.

S'il ne croit point, au contraire, aux avantages de l'emploi des médicaments, il s'en tiendra sévèrement et logiquement à l'expectation pure. Cette religion menteuse, que Pinel professait si naïvement, mais il faut le dire avec tout le courage et toute la probité d'une conviction sincère, ne contient rien moins implicitement que la négation de toute la médecine ; car à quoi bon l'anatomie, la physiologie, la matière médicale et cette surcharge de connaissances arides ou rebutantes, si elles rendent en dernier résultat celui qui les a acquises, sourd, muet, aveugle et impotent auprès d'un homme qui l'appelle à lui sauver la vie !

En homœopathie la question thérapeutique se trouve transportée sur un terrain nouveau. Là, du moins, on n'élève pas la prétention d'affirmer ou d'infirmer *a priori*, ou d'après quelques essais plus ou moins hasardés, les résultats que la tradition nous a transmis. Mettre d'accord les auteurs entre eux en contrôlant leurs observations par les données de la matière médicale pure, substituer l'ordre à la confusion qui règne dans l'art d'appliquer les médicaments au moyen d'un principe que des milliers d'expériences n'ont jamais démenti; telles sont les nouvelles bases de la réforme introduite par le génie d'Hahnemann dans la thérapeutique. Envisagée sous ce point de vue, sa méthode réconcilie le passé de la médecine avec l'expérience clinique; en offrant au praticien une pierre de touche qui puisse lui servir à la juste appréciation des faits, elle le sauve d'abord de l'incrédulité en matière médicale, tout en le préservant des erreurs que n'ont point évitées les maîtres.

J'aurais hésité, je l'avoue, à remettre de nouveau le cathétérisme du tympan sur le métier, si je n'eusse rien connu de mieux que ces éternels tâtonnements d'un art qui avait si fort révolté la philosophie du plus grand médecin de notre époque. Pratiqué à tort et à travers, sans indication précise, je pouvais être certain qu'il en serait bientôt de ce procédé comme de tant de médications aujourd'hui abandonnées par l'abus que l'on en a fait. Mais, confiant dans la méthode homœopathique, qui ne néglige rien de ce qui est réellement utile et en étudie avec le plus grand soin toutes les applications, j'ai pensé que le cathétérisme du tympan ne pourrait manquer d'avoir sa place dans un ordre de choses avec lequel il se trouve d'ailleurs parfaitement en rapport. J'ai publié en 1851, dans un premier travail, un nombre de faits cliniques plus que suffisant pour établir son efficacité dans le traitement des névralgies; et cela non-seulement dans les névralgies de la cinquième paire, mais encore dans les névralgies des régions les plus éloignées de l'organe de l'ouïe.

Mon intention n'étant pas de reprendre le cours d'une série d'observations qui pourraient m'entraîner fort loin, je me contenterai de citer un des cas de guérison les plus remarquables que m'ait donnés le cathétérisme du tympan dans cette affection; celle-ci remontait à plus de vingt ans du jour de sa première apparition; il est probable que l'on avait épuisé contre elle toute la série des moyens employés en médecine ordinaire.

OBSERVATION. — Je me décidai, dans le courant de novembre et de décembre 1852, à tenter quelques expériences à l'hospice de la Salpêtrière sur la valeur du cathétérisme du tympan appliqué au traitement de certaines formes d'aliénation mentale. J'exposerai plus loin les motifs qui me décidèrent à ces essais, et l'on verra que mes recherches n'ont pas été complétement infructueuses; mais, si faibles que soient les résultats que j'ai obtenus, il est évident, pour moi, qu'ils auraient acquis beaucoup plus d'importance si j'avais rencontré un peu plus de bienveillance ou un peu moins de préjugés auprès de MM. les chefs de service à qui je m'adressai. Quoi qu'il en soit, dans les premiers jours de mes visites dans les salles de la cinquième division (le 20 novembre), M. le docteur Mitivié, désirant sans doute soumettre à une forte épreuve l'efficacité du cathétérisme du tympan dans les névralgies, me présenta une femme âgée de soixante-six ans, entrée salle Saint-Étienne le 31 janvier 1851, et qui souffrait depuis l'époque de la ménopause, c'est-à-dire depuis vingt ou vingt-cinq ans, de douleurs de tête qui se reproduisaient régulièrement tous les jours dans l'après-midi.

Antérieurement à ces douleurs, la malade, qui, du reste, paraît être d'une constitution robuste, avait souffert pendant douze ans d'accès de migraine qui revenaient presque tous les mois. Ces migraines s'étaient épuisées d'elles-mêmes à l'époque de la cessation des règles pour faire place aux souffrances actuelles.

Après quelques bouffées de chaleur au visage suivies de sueur, la malade éprouve des élancements dans les tempes et le front; ces élancements partent de là avec la rapidité de l'éclair pour s'irradier jusqu'au sommet de la tête et parfois jusqu'au cou. L'occiput est douloureux, mais les élancements y sont beaucoup plus rares, et la douleur tient plutôt de l'engourdissement. Dans les régions où les douleurs lancinantes se font sentir plus particulièrement, leur intervalle est rempli par une sensation de picotement extrêmement désagréable; mais ces intervalles sont d'autant plus courts que la malade se trouve dans une saison plus chaude. La chaleur d'un poêle ou celle d'un foyer ardent, l'élévation de la température atmosphérique, augmentent la fréquence et l'intensité des douleurs lancinantes. La pression est extrêmement pénible dans toutes les parties affectées; les paupières des deux côtés sont lourdes; les oreilles, très-sensibles au plus léger attouchement, sont le siége de sonneries et de bourdonnements qui altèrent la perfectibilité de l'ouïe. Le poids et le froissement des cheveux ont toujours été si pénibles, que, depuis vingt ou vingt-cinq ans que ces douleurs ont apparu, la malade a toujours été obligée de les tenir très-courts.

N'ayant encore acquis que des notions fort vagues sur les indications précises du cathétérisme du tympan, j'eus de grands scrupules à vaincre avant d'aborder l'expérimentation qui m'était offerte. La malade ne m'était point suffisamment connue, et je ne pouvais faire différemment que de laisser beaucoup au hasard; il me seconda néanmoins. L'extrémité de la sonde n'eut pas plutôt touché le tympan que la malade éprouva dans tout le corps comme la sensation d'une décharge électrique. Sous cette influence rapide comme l'éclair, les douleurs de tête se dissipèrent instantanément; les paupières cessèrent d'être lourdes et douloureuses; les bourdonnements d'oreille disparurent, et l'ouïe acquit bientôt toute sa délicatesse. La pression n'était plus douloureuse nulle part.

J'examinai tous les jours la malade pendant toute la durée de mes excursions à la Salpêtrière, et je constatai tous les jours, de concert avec M. le docteur Mitivié, la solidité de cet heureux résultat.

Avant de faire de l'homœopathie j'eus très-souvent occasion d'employer dans les névralgies intermittentes, et principalement lorsque j'arrivais au milieu d'un accès, le sulfate de quinine à doses massives simultanément avec le cathétérisme du tympan. Voici comment je procédais en cette circonstance : j'administrais d'abord une première dose de sulfate de quinine, et, après quelques minutes d'attente, le temps à peu près nécessaire à l'absorption d'une certaine quantité du médicament, je pratiquais mon opération. Il me semblait alors que ces deux médications si différentes se complétaient l'une l'autre, et je m'en applaudissais beaucoup. D'abord je ne dépassais jamais la dose de soixante centigrammes de sulfate de quinine par jour, et presque infailliblement au troisième jour le malade était guéri. Il y avait loin déjà de cette simple médication aux procédés si complexes de la thérapeutique recommandée par les meilleurs praticiens. Mais son avantage le plus sensible pour les malades consistait surtout dans l'amélioration rapide que j'apportais aux douleurs réellement atroces de l'accès. Depuis que l'expérience et l'étude m'ont ouvert les yeux sur la supériorité de l'homœopathie, je n'ai point cessé d'employer simultanément le cathétérisme du tympan et le *chinin. sulf.* toutes les fois qu'ils m'ont paru indiqués. Après les deux ou trois premières cuillerées du médicament administrées à quelques minutes d'intervalle, je pratique le cathétérisme, et les douleurs de la crise, qui étaient intolérables il y a quelques instants à peine, diminuent immédiatement en même temps que s'abrége la durée de l'accès.

§.3. DU CATHÉTÉRISME DU TYMPAN DANS LA MIGRAINE.

Le cathétérisme du tympan n'est pas moins efficace dans la céphalalgie et la migraine que dans les névralgies. Il suffit, dans bien des cas, à débarrasser instantanément le malade de toutes les douleurs qu'il éprouve; mais c'est surtout dans les accès de migraine qui réclament l'intervention d'un médicament homœopathique que cette opération d'un manuel si facile satisfera le praticien. Il semble, en pareil cas, pour peu que les effets du médicament approprié tardent à se faire sentir, que la guérison de l'accès soit au bout du stylet; car, aussitôt le tympan touché, le malade est guéri. La légère succussion de cette petite membrane permet ainsi d'obtenir en un instant un résultat que plusieurs heures d'attente ne suffisent pas toujours à donner, et cela sans avoir causé la moindre souffrance, cette opération n'étant point douloureuse. Que l'on me permette de citer un fait qui mette bien en lumière tous les avantages que l'on peut retirer de l'emploi simultané du cathétérisme et des médicaments homœopathiques.

Observation. — Madame X., âgée de trente ans, grande, d'une forte constitution, ayant la peau fine, blanche, les cheveux blonds, les yeux bleus. souffre, depuis l'âge de douze ans et demi, première époque de sa menstruation, d'accès de migraine qui se reproduisent constamment après les règles. Antérieurement la malade ressentait de violents maux d'estomac, mais ceux-ci ont disparu au premier accès de céphalalgie qui survint.

Madame X. s'est mariée à vingt-deux ans; elle a eu deux enfants qu'elle a perdus fort jeunes; après la seconde couche, elle a été traitée pendant longtemps pour une affection de l'utérus. Voici en quelques mots l'état actuel de la malade : règles constamment en avance, et durant parfois une quinzaine de jours; fortes douleurs dans les reins et dans les aines, semblables à celles de l'accouchement, violentes; elles rendent déjà la marche très-pénible; mais, lorsqu'elles s'exaspèrent, la malade pousse des cris déchirants; attaques de nerfs survenant à la moindre contrariété, et persistant pendant deux jours et même davantage; humeur constamment pleureuse; affaiblissement de la mémoire; battements de cœur, la nuit, interrompant le sommeil, et obligeant à sortir précipitamment du lit pour chercher le grand air, et cela sept ou huit fois dans une nuit; étourdissements fréquents surtout en se baissant; éternuments le matin; coryza et croûtes épaisses dans le nez, qui est rouge à son extrémité; jambes et pieds ordinairement froids; selles tous les trois, quatre ou cinq jours; peu ou point d'appétit; étouffements après le repas. — A ces souffrances, dont quelques-unes déterminent parfois des angoisses inexprimables, les douleurs de reins entre autres, s'ajoutent des accès de migraine qui durent au moins deux jours, et forcent la malade à se mettre au lit.

Le jour de la cessation des règles, le plus souvent dans la journée, avant midi, et rarement après quatre ou cinq heures du soir, survient un frisson dans le dos, les bras, la nuque et toute la partie postérieure de la tête. A ce frisson succède une sensation de froid permanente, comme si ces régions étaient recouvertes d'une couche de glace. En même temps les pieds sont froids. Bientôt le visage s'injecte, le front, les yeux, deviennent brûlants, les veines sont gonflées de sang, les larmes se sécrètent en abondance, la vue se trouble et les objets paraissent tantôt doubles, tantôt colorés d'une teinte jaune orangée. La malade a des vertiges tournoyants ; ce n'est qu'après avoir ressenti les premiers étourdissements que les objets se colorent en jaune pour la malade, puis il arrive des bâillements fréquents mêlés de nausées, avec accablement général, profond.

Ces symptômes précurseurs durent de quinze à vingt minutes, puis une douleur sourde et gravative apparaît d'un côté du front au-dessus d'un sourcil, à droite ou à gauche, mais plus souvent à gauche ; cette douleur s'étend rapidement jusqu'à la tempe, y cause des battements violents plus rapides que ceux du pouls radial. Les douleurs que provoquent les battements sont comme des coups de marteau qui retentissent dans toute la région affectée. Alors la malade ne cesse de se plaindre ; elle a la tête appuyée sur les mains, penchée du côté souffrant ; elle se couvre d'un voile d'un tissu épais pour se garantir du contact de la lumière. La pression semble diminuer un peu l'intensité de la douleur ; les pupilles ne sont pas sensiblement dilatées. Pendant toute la durée de l'accès, les perceptions de l'ouïe et de l'odorat sont obtuses. La parole, le plus léger bruit, la lumière, le contact de l'air, aggravent les souffrances. La partie postérieure de la tête, des bras, de la nuque et du dos reste froide, tandis que la face est vultueuse. Il y a, en même temps, insomnie pendant toute la durée de l'accès, dégoût et aversion pour les aliments et les boissons ; quelquefois des vomissements ; la bouche est sèche, les selles sont irrégulières. Une fois ou deux, l'intensité des douleurs a provoqué le délire pendant deux jours, mais ordinairement le délire ne persiste que deux ou trois heures, et, quand il vient, c'est toujours au milieu de l'accès ; alors la malade est en proie à des hallucinations de la vue, elle voit des précipices, des cadavres, etc.

La terminaison de ces accès de migraine s'effectue de la manière suivante : tout le côté du corps correspondant au siége de la migraine est saisi comme d'un engourdissement paralytique avec sensation de froid et perte de la sensibilité à la douleur provoquée. Cet état dure de vingt minutes à une heure, suivant l'intensité de l'accès.

La première fois que j'eus à examiner la malade, c'était dans les premiers jours de mai 1853; je la trouvai au début d'un accès. J'administrai quelques globules de belladone à sec de la 30ᵉ dilution, et, après quelques minutes d'attente, je pratiquai la succussion du tympan. L'accès fut aussitôt dissipé, et cette transition fut si brusque, tellement inattendue, que la malade ne savait comment me témoigner sa surprise. Il lui semblait sortir d'un rêve. Je lui indiquai les règles d'une diététique sévère qu'elle aurait à suivre, et depuis il se passa cinq mois sans qu'il reparût de nouvel accès. Néanmoins leur retour ne se fit pas plus longtemps attendre; mais la santé générale s'était déjà considérablement amendée. Les douleurs des reins ne s'étaient pas reproduites.

L'ensemble de ces symptômes me permettait de faire entrevoir à la malade la guérison radicale de ses migraines. De fait, aujourd'hui, les accès paraissent avoir complétement cessé; mais elle fut longtemps à hésiter devant les exigences du régime homœopathique, d'autant plus qu'elle trouvait singulièrement commode de se débarrasser de ses douleurs de tête sans s'astreindre aux rigueurs d'un traitement. Quel que fût le moment où j'employais la belladone et le cathétérisme, au début de l'accès, au plus fort des douleurs, après les vomissements du dernier repas, etc., le succès ne me faillit jamais. En quelques minutes, deux ou trois au plus, la malade était délivrée.

Du reste, les effets physiologiques de cette opération sont tout à fait homœopathiques aux phénomènes de déclin d'un accès de migraine, et cela non-seulement dans les cas où la belladone convient, mais encore dans ceux où d'autres médicaments sont indiqués. C'est par ces rapports qu'il faut expliquer les résultats si décisifs que l'on obtient par le cathétérisme seul dans les dernières heures de la crise.

Je me résume. Dissiper à lui seul, en un instant, certains accès, compléter l'action des médicaments dans les cas qui réclament leur administration, activer en quelque sorte leurs effets curatifs au point de faire cesser très-vite de très-fortes douleurs : tels sont les résultats que donne la succussion de l'oreille dans la migraine et la céphalalgie.

§ 4. DU CATHÉTÉRISME DU TYMPAN DANS L'ANALGÉSIE ET L'HYSTÉRIE.

La pathologie s'est enrichie dans ce dernier temps de notions précieuses sur l'état de la sensibilité dans les névroses. M. Gendrin, à qui revient l'honneur d'avoir attiré, le premier, l'attention sur ce sujet, signale comme un phénomène constant dans l'hystérie la paralysie de la sensibilité à la douleur; les moyens d'exploration sont la piqûre de l'épingle, le pinçon de la peau, etc. Il démontre par un grand nombre de faits que la femme hystérique, cette sensitive de tous les romans, cette femme que le vulgaire a douée dans son imagination de toutes les perfections de la sensibilité, n'éprouve, au contraire, que des sensations émoussées ou totalement perverties. Une sorte d'immunité la soustrait à des douleurs physiques que l'on ressentirait très-vivement dans l'état normal.

Les observations de M. Gendrin, continuées par M. Heurot et reprises en sous-œuvre, avec beaucoup d'habileté, par M. Beau, et plus tard par MM. Burcq et Perry, établissent l'existence de cette immunité dans presque toutes les névroses.

Mais, dans ces dernières recherches, l'analyse a déjà scindé les questions soulevées par M. Gendrin; l'exploration de la sensibilité à la douleur et l'examen du tact, primitivement confondus, constituent deux ordres de phénomènes bien distincts. Le langage, d'ailleurs, établissait cette distinction. Avant que les savants l'oublient ou en aient fait la découverte, le mot de sensibilité, dans son acception la plus large, signifiait le sentiment qui nous fait percevoir le plaisir ou la douleur. Par le *tact* on entendait le sens qui nous instruit de la présence des corps, de leur forme, etc., sens qui n'est pas exclusivement dévolu, comme on le sait, à l'enveloppe cutanée, mais encore aux surfaces des muqueuses, bien qu'il y soit moins parfait. Néanmoins l'on ne pensa pas que les mots de tact et de sensibilité fussent assez précieux pour consacrer cette distinction, et l'on recourut, suivant la coutume, au jardin des racines grecques, d'où l'on exhuma deux mots : analgésie et anesthésie.

Par l'*analgésie*, l'on convint de désigner l'affaiblissement ou l'abolition de la sensibilité générale au plaisir ou à la douleur provoquée par le pinçou, la piqûre, le chatouillement, etc.

Par l'*anesthésie*, il fut entendu que l'on nommerait l'insensibilité du tact. La nouveauté de ces deux mots ne comporte pas une autre idée que celle de paralysie, et il suffisait, je le répète, pour établir la distinction des fonctions, de dire paralysie du tact au lieu d'anesthésie.

Puisque j'ai touché à ce sujet, j'ajouterai, pour le résumer en quelques lignes, que les phénomènes d'analgésie et d'anesthésie s'accompagnent ordinairement de faiblesse musculaire (amyosthénie), que l'on constate à l'aide d'un dynamomètre. Lorsque ces divers signes se trouvent réunis, leur apparition se fait dans l'ordre suivant : la faiblesse musculaire est le phénomène précurseur des deux autres ; la paralysie du tact est le dernier qui survient; mais, quand ce sens se trouve frappé, l'on doit craindre que les désordres n'atteignent bientôt tous les autres, le goût, la vue, l'ouïe, etc. Souvent même, avant ces tristes manifestations des progrès de la paralysie, le malade a perdu le sentiment des besoins naturels, ou, pour le moins, ils se sont dénaturés. La miction et la défécation s'opèrent avec tant de difficultés, qu'elles deviennent impossibles. D'autre part, l'estomac perd le sentiment de la satiété; les bronches s'engouent d'écume bronchique à un degré où elle aurait vingt fois déterminé l'expuition dans l'état ordinaire. Les personnes affectées de cette sorte de maladie, connue sous le nom de paralysie générale progressive, présentent, à peu de chose près, le développement successif ou simultané de ces divers accidents.

Ce n'est pas à dire pourtant que l'analgésie entraîne néces-

sairement l'apparition de symptômes aussi graves. La paralysie du tact est déjà très-rare en comparaison de la fréquence
de l'amyosthénie et de l'analgésie. Tous les jours l'on constate
aux avant-bras, siége de prédilection de l'analgésie, l'insensibilité la plus marquée à des piqûres d'épingle même profondes, sans qu'il s'ensuive plus tard l'apparition d'accidents plus
sérieux. Un léger abaissement de température, un peu moins
de sang dans la circulation capillaire, puis, en dernière analyse,
une transpiration plus considérable ; tels sont les signes con-
comitants que présentent les régions affectées d'analgésie, et
encore deux faits qui me sont passés sous les yeux me per-
mettent-ils de douter de la parfaite exactitude de ce dernier
signe, ou du moins, s'il est vrai, ne l'est-il pas d'une manière
absolue.

On trouve dans l'une des deux observations de Fabrice de
Hilden, sur les effets de la pénétration d'un corps étranger volumineux dans le fond du conduit auditif, les symptômes suivants : « Il était survenu de l'engourdissement aux bras, aux
lombes, à la cuisse et à la jambe gauches, de sorte que toute
cette partie du corps était dans un grand état de langueur. »
J'ajouterai que le sujet de cette observation fut atteint ultérieu-
rement d'attaques convulsives générales. Nul doute que Fabrice
de Hilden se serait servi des mots d'amyosthénie, analgésie et
anesthésie, s'ils eussent été inventés de son temps, pour carac-
tériser l'état d'engourdissement et de langueur, et que, par
cela même, l'expérimentation pure aurait encore précédé l'observation clinique. Quoi qu'il en soit, j'ai vu se dissiper par le
cathétérisme du tympan l'analgésie, dans un grand nombre de
cas, avec la même rapidité que certaines affections douloureuses des nerfs ; mais tout fait présumer que ce sera dans
l'hystérie, au milieu de l'attaque même, que l'on retirera le plus
d'avantages de la succussion de l'oreille. Un ami, M. Simonnet,
médecin dans l'Allier, à Hérisson, m'a dit l'avoir employé avec
succès dans deux ou trois accès. Ces dernières expériences, il est
vrai, n'ont été faites que sous l'inspiration de l'empirisme ;
toutefois elles méritent d'être signalées, puisqu'elles ont réussi.
On trouvera sans doute dans la physiologie de cette petite opé-

ration tous les symptômes de la dernière période des attaques d'hystérie, et, de même que dans la migraine, si la période de début exige au préalable l'emploi d'un médicament homœopathique, rien n'empêche de l'administrer avant de pratiquer la succussion du tympan. Si, en procédant de la sorte, on termine rapidement un accès, ce sera toujours un immense service rendu au malade de l'avoir promptement délivré de ses souffrances, tout en faisant cesser le triste spectacle qu'il donne aux personnes qui sont autour de lui.

Le fait que je vais présenter comme un exemple des résultats obtenus par la succussion du tympan dans l'hystérie et l'analgésie n'a pas moins d'importance à d'autres égards. La personne dont il est question a été guérie instantanément de douleurs de tête dont elle souffrait beaucoup depuis deux mois, et, au point de vue pathologique, c'est un des deux cas que j'ai observés où le phénomène de la sueur manquait dans les régions frappées d'analgésie.

OBSERVATION. — Lorsque je suivais le cours des visites de la Salpêtrière, l'on m'indiqua, salle Saint-Étienne, n° 15, une malade qui souffrait beaucoup de douleurs de tête, et l'on me proposa de la soumettre à l'épreuve du cathétérisme du tympan. Cette dame est âgée de quarante ans, d'un embonpoint modéré, d'un tempérament nerveux et sanguin, cheveux noirs, peau blanche et fine; conversation rapide, impatiente; les antécédents ne présentent rien de plus à noter qu'une suppression brusque de la menstruation à vingt ans, à la suite d'un refroidissement, le corps étant en sueur; c'est de cette époque que datent les premières irrégularités de la menstruation, et avec elle des palpitations de cœur, et enfin des accidents hystériformes. La malade est veuve, mais elle est restée treize ans mariée sans avoir d'enfants. Depuis l'âge de vingt-six ans, les accidents hystériques n'ont pas cessé de se reproduire. Ce sont des douleurs lancinantes dans l'hypocondre gauche qui marquent ordinairement le début des accès; néanmoins cette région se maintient douloureuse après l'accès, et des élancements s'y font ressentir toutes les deux ou trois heures. — Les accès se terminent encore par des bâillements répétés, de l'éternument,

une toux sèche, des urines abondantes et claires, de l'accablement, un malaise général et des crampes dans les jambes, surtout du côté gauche. — Ils sont plus fréquents la nuit que le
jour, la moindre contrariété les provoque, et pourtant il est
rare qu'il y en ait plus de deux ou trois consécutivement. —
Leur durée est d'une demi-heure à trois quarts d'heure.—S'ils
se produisent dans la nuit, le sommeil est rempli de rêves pénibles, ou bien il y a de l'insomnie, et le lendemain la malade
se plaint de maux de tête. Il n'y a jamais eu de symptômes
spasmodiques dans les membres. —L'été est la saison de l'année où les accès sont le moins fréquents et le moins douloureux.—L'exercice du cheval diminue aussi leur nombre et leur
violence.

Il y a six ans, à la suite d'inquiétudes morales qui eurent
pour effet immédiat de causer de l'insomnie et des crises plus
fréquentes, la malade ressentit tout à coup des élancements au
sommet de la tête, aux pariétaux, et puis au milieu des bosses
frontales, avec grande lourdeur des paupières et sensation de
fourmillement par toute la tête ; toutes ces parties étaient nécessairement douloureuses au toucher, mais les douleurs spon-
tanées étaient intolérables ; la malade les compare à des coups
de marteau ou à un arrachement de la peau par une griffe de
fer. Ces douleurs persistent pendant cinq jours et cinq nuits,
et pendant toute leur durée les accidents hystériques dont il a
été précédemment question ne reparaissent pas une seule fois.
Dans le cours de ces six dernières années, les douleurs de tête
se sont reproduites, avec la même intensité, trois ou quatre
fois par an, en hiver, en automne ou à la suite d'une insola-
tion prolongée, et, toutes les fois qu'elles ont reparu, les autres
souffrances se sont dissipées devant elles.

Cependant, il y a deux ans, la malade perdit son mari, et le
chagrin qu'elle en éprouva fit surgir de nouveaux symptômes.
Elle éprouva d'abord une sensation de froid dans l'hypocondre
gauche. Cette région commença par perdre sa sensibilité ordinaire, puis peu à peu cette diminution de la sensibilité et de la
calorification s'étendit à l'épaule, au bras, à l'avant-bras et à
la main du même côté ; plus tard elle gagna la cuisse et tout le

membre inférieur du côté correspondant ; la main droite était-
elle brûlante, la gauche restait glacée. La malade se pinçait, se
piquait toute la moitié gauche du corps sans en éprouver la
moindre douleur, elle s'approchait même très-près du feu du
même côté sans être pénétrée par le vif sentiment de chaleur
qu'elle ressentait du côté opposé.

On prescrivit alors une soixantaine de bains consécutivement, et l'on administra de l'opium et de la morphine à hautes
doses. Ce traitement n'eut d'autre effet que d'aggraver toutes
les souffrances, et de pousser la malade à une idée qui la pour-
suivait depuis longtemps, le suicide. Un jour qu'elle était au
bain, elle s'arme d'une lancette et s'ouvre une veine au pli du
coude du côté gauche. Elle commençait littéralement à nager
dans son sang lorsqu'on la surprit dans cet état. L'hémorragie
arrêtée, la malade fut dirigée sur la Salpêtrière.

Depuis deux mois qu'elle y est entrée, des douleurs semblables à celles qu'elle a éprouvées autrefois ont reparu, occu-
pant toute la moitié gauche de la tête et de la face. Une exploration attentive à l'aide d'une forte pression constate
au-dessus de la lèvre supérieure gauche un point excessive-
ment douloureux, juste au niveau de l'émergence du nerf
maxillaire supérieur. De ce point s'irradient des élancements
dans tout le côté gauche de la mâchoire, comme si l'on arra-
chait les dents et les gencives. Il existe encore, mais ce sym-
ptôme est moins persistant, un point douloureux au-dessus du
sourcil gauche. La malade ressent des picotements dans l'œil
et des douleurs insupportables dans le fond de l'oreille du
même côté, mais sans trouble de la vue ni de l'ouïe. On
découvre encore, à l'aide de la pression dans les régions affectées, un point douloureux à la tempe, puis sur le pariétal et enfin derrière l'oreille. Les élancements qui partent du pariétal
descendent le long du cou jusqu'à l'épaule gauche ; du reste,
point de larmoiement ni de salivations, ni d'augmentation
dans la sécrétion du mucus nasal.

On constate en même temps à l'avant-bras, au bras, à la
jambe et à la cuisse et dans l'hypocondre du côté gauche la plus
complète insensibilité à la piqûre d'une épingle enfoncée même

assez profondément. Le pinçon ne réveille pas davantage le sentiment de la douleur; mais il n'y a pas abolition du tact, la malade sent la pointe de l'épingle que l'on promène légèrement à la surface de la peau.

Je pratique le cathétérisme dans l'oreille gauche, les douleurs de tête se dissipent immédiatement; une demi-heure après, la malade ressent un éclair de douleur comme un jet de flamme rapide qui s'élancerait intérieurement à la partie interne de la cuisse gauche. Deux heures après, cette sensation se renouvelle dans les deux pieds, mais surtout à gauche, et alors les membres inférieurs deviennent brûlants. Cette chaleur persiste un quart d'heure, vingt minutes, puis disparaît. Ce sont alors les mains qui deviennent le siége des mêmes sensations. Une chaleur ardente comme le feu s'irradie du poignet à la paume des mains et au bout des doigts. Huit heures après ces derniers phénomènes, surviennent dans le mollet gauche des contractions crampoïdes qui durent près de quatre heures. La malade quitte son lit, mais ces crampes l'obligent à boiter en marchant. Tout le côté gauche est roide, comme tendu, les élancements y sont moins violents. Le ventre est ballonné et il y a sensation comme d'une boule qui monte et descend alternativement du bas-ventre dans l'hypocondre gauche; cette sensation dure vingt minutes, puis apparaissent des élancements dans les lombes qui font tressaillir la malade dans son lit. Enfin de la moiteur survient à la peau des membres du côté gauche, phénomène qui ne s'est pas produit depuis deux ans. Cette moiteur dure seize heures.

Le lendemain j'examine la malade; il y a longtemps qu'elle ne s'est sentie aussi bien : il n'existe plus de trace d'insensibilité à la piqûre ni au pinçon. La nuit a été excellente; l'appétit est parfait; une sorte de douleur sourde persiste dans l'hypocondre gauche.

Le 8 décembre 1852, je renouvelle l'expérimentation, bien que tous les effets curatifs que j'ai énoncés se fussent maintenus. La malade éprouve de nouvelles flammes dans la jambe gauche et dans la main, et ces sensations, qui durent pendant un quart d'heure chaque fois, se reproduisent à diverses reprises pendant huit heures consécutives. Dix heures après le cathétérisme, ce sont des crampes qui apparaissent dans le mollet gauche, puis une moiteur générale qui dura trente-six heures.

Ainsi la malade dont nous venons de tracer l'histoire voit se dissiper instantanément des douleurs de tête dont elle souffre depuis deux mois, et, en même temps que s'amendent les phénomènes généraux, la paralysie de la sensibilité à la douleur cesse avec le froid glacial qui l'accompagne. La peau recouvre ses fonctions, et même sa vitalité se manifeste avec une certaine énergie, la première fois pendant seize heures et la seconde pendant trente-six heures consécutives.

Pour compléter ce que j'ai à dire des résultats que l'on doit attendre du cathétérisme du tympan dans l'hystérie, j'ajouterai que je le crois susceptible de rendre de très-grands services dans les paralysies diverses qui surviennent dans le cours de cette affection. Je me rappellerai toujours une pauvre femme qui était restée complétement muette à la suite d'une violente attaque de nerfs et à qui je rendis la parole comme par magie en lui pratiquant la succussion du tympan.

§ 5. DU CATHÉTÉRISME DU TYMPAN DANS QUELQUES FORMES D'ALIÉNATION MENTALE ET DE FOLIE.

Dans un premier travail intitulé : *Découverte d'un traitement des névralgies*, je terminai par les considérations suivantes : « J'ai remarqué plusieurs fois aussi que le cathétérisme du tympan était suivi chez certaines personnes d'un accès de tristesse ou de gaieté inexplicable si cette opération n'avait pas une influence positive sur l'encéphale ; de plus, j'ai guéri instantanément certains cas de névralgie accompagnée de perte absolue de la parole et de la mémoire des mots, d'autres fois de tendance au suicide, à la lypémanie. J'ai conçu de ces divers résultats les plus belles espérances des applications de la succussion directe du tympan dans certaines névroses.....; ces espérances se réaliseront-elles?... » Eh bien, je n'hésite pas à le dire, depuis que j'ai écrit ces lignes, l'expérience a confirmé les inductions de la physiologie; mes espérances se sont réalisées. J'ai obtenu des résultats dans certaines formes d'aliénation mentale, et je vais citer les faits.

PREMIÈRE OBSERVATION. — *Manie puerpérale.* Je suis appelé le 24 avril 1851 chez une jeune dame de vingt à vingt-deux ans que l'on me dit être folle depuis la matinée.

La malade est bien constituée, d'un tempérament lymphatique et sanguin, elle a la peau fine, blanche, les cheveux blonds, les yeux bleus. Elle est accouchée depuis douze jours pour la seconde fois d'un petit enfant, qui jouit, du reste, d'une belle santé. Les couches se sont bien passées sans accident notable; la santé générale est restée bonne, sauf quelques maux de tête.

Le 22 avril, les personnes chargées du recensement quinquennal lui font observer qu'elle n'est pas mariée et qu'elle a néanmoins deux enfants. Cette observation produit sur cette dame une émotion des plus vives, et, dès ce moment, les maux de tête deviennent plus douloureux; cependant les lochies ne se sont pas supprimées.

Le 24 dans la matinée, la malade paraît plus triste, plus abattue que de coutume, elle se promène très-agitée dans sa chambre, interpelle souvent la garde-malade sans entendre ce qu'elle lui répond, puis tout d'un coup le délire éclate; madame X. se jette sur le berceau de son petit enfant comme si on voulait le lui ravir... « Ils ne l'emporteront pas... laissez faire! » s'écrie-t-elle d'une voix sombre, et, depuis cette scène d'agitation, ce sont les seules phrases qu'elle prononce. Elle s'inquiète encore de toutes les personnes qui sortent de l'appartement, parce qu'elle craint toujours qu'on ne lui enlève son enfant. Les deux pupilles sont fixes, très-dilatées, le regard est stupéfait comme au début d'une fièvre typhoïde. Cependant le pouls est normal, la peau est fraîche. Seulement la langue est large et blanche; depuis deux jours il y a un peu de constipation.

Je propose d'essayer le cathétérisme du tympan; aussitôt le tympan touché, la malade me dit d'une voix brève : « C'est

bien, je n'entendais pas, j'entends mieux. » Je lui demande
alors de renouveler le cathétérisme, mais elle s'y refuse obsti-
nément. Je prescris une limonade au citrate de magnésie
(quarante-cinq grammes) dans le but d'obtenir quelques garde-
robes.

Le 23 avril, l'intelligence paraît moins obscurcie, moins
obsédée, quoique l'état général soit resté le même. La limonade a été prise avec beaucoup de difficulté; on en a perdu
plus de la moitié dans les efforts que l'on a faits pour l'administrer, et pourtant il y a eu plusieurs garde-robes. Je demande
à renouveler le cathétérisme, et cette fois l'opération est parfaitement acceptée par la malade. Aussitôt après, elle me dit :
Je voyais mal, je vois mieux, j'ai la tête moins souffrante.

Le 24 avril, la raison est revenue, la malade joue avec son
enfant. Elle m'accueille convenablement et me rapporte que
dans la nuit elle a éprouvé des fourmillements dans les jambes, à la plante des pieds, aux orteils, puis comme des crampes. Elle a eu deux ou trois selles. Elle dit qu'elle se sent la
tête faible, mais considérablement dégagée. La mémoire ne
fournit rien des faits qui se sont passés avant le 23 avril; mais
le 23 avril, à la suite du cathétérisme, il y a eu comme une
agitation profonde dans le cerveau (la malade indique la partie
supérieure du crâne). Cet état d'agacement nerveux avec fourmillements et crampes dans les jambes a empêché le sommeil
et déterminé par suite un peu de fatigue, mais, du reste, à partir de ce jour, tout rentre successivement dans l'ordre.

Deuxième observation. — *Accès de manie aiguë*. Le 17
mai 1851, je fus demandé rue Jeoffroy-Saint-Hilaire, chez un
ouvrier sellier, devenu fou furieux. Cet homme est âgé de
trente à trente et un ans; il est d'un tempérament lymphatique
et nerveux, d'une constitution médiocre; il a la peau fine et
blanche, les cheveux châtain clair, les yeux bleus. Les pom-
mettes sont saillantes et assez vivement colorées. A mon arrivée, je suis prévenu de me mettre en garde contre ses violences,
car il a promis de tuer le médecin qu'on irait chercher. Il se
croit d'ailleurs empoisonné par un savant naturaliste du Jardin
des Plantes, mais ce n'est là qu'une des mille bizarreries de

son esprit malade. Toutefois je l'aborde avec assurance, et il reste assis, complétement inoffensif. Il a la bouche largement ouverte et rieuse, le regard fixe comme s'il était attaché à de profondes méditations ; au premier mot que je lui adresse, il se lève brusquement, les yeux étincelants et largement ouverts, les bras écartés comme dans l'extase. Alors il est en présence de Dieu, des anges et des saints. N'approchez pas, s'écrie-t-il d'une voix frémissante, un précipice est à vos pieds ! puis viennent des phrases sans suite et des exclamations à peindre la terreur, l'admiration et les sentiments les plus variés.

Cependant on parvient à le faire asseoir et à le maintenir de manière que je puisse pratiquer le cathétérisme du tympan. L'opération finie, la physionomie du malade reste stupéfaite, il porte ses deux mains à la tête, il lui semble, et ce sont ses propres expressions, qu'un voile s'est abaissé devant lui ; ce voile lui couvrait les yeux et le front ; il se sent la tête plus légère, il est déjà plus calme, mais les hallucinations n'ont pas cessé. Comme la langue est blanche et qu'il s'y joint un peu de constipation, je prescris une limonade au citrate de magnésie (quarante-cinq grammes).

18 mai. Le malade a passé le reste du jour incomparablement plus tranquille ; ses extases ne se sont reproduites que deux ou trois fois. Il y a eu dans la soirée du 17 deux ou trois garde-robes. La nuit a été bonne, mais il se plaint d'avoir souffert des crampes et des fourmillements très-pénibles dans les membres. On l'a frictionné pour calmer ces crampes et ces fourmillements, mais en vain. Comme il en souffre beaucoup et qu'il me prie instamment de l'en débarrasser, je lui permets un grand bain d'une heure.

19 mai. Le malade a pris son bain vers le soir du 18 ; les crampes et les fourmillements se sont calmés sous son influence, mais le délire a repris de plus belle. Toujours les mêmes extases et les mêmes gestes d'illuminé. Néanmoins il se soumet en riant au cathétérisme du tympan, puis il secoue la tête comme si je lui avais laissé un corps étranger dans l'oreille et qu'il voulût le faire tomber.

20 mai. Depuis le second cathétérisme, les hallucinations

ont insensiblement diminué; le malade n'a plus de poses exta-
tiques; au moment où j'entre chez lui, il se plaint de ce qu'on
ne lui donne pas suffisamment à manger. Il a eu de nouveau
des crampes et des fourmillements dans les membres supé-
rieurs et inférieurs. De prime abord, on le croyait guéri, mais
si on cherche à l'entretenir de ses idées, il persiste à dire qu'il
est Mahomet, Alexandre, Moïse, Napoléon, etc. Il résume en
lui tous les grands personnages de l'histoire. Du reste, cet état
mental existe depuis deux ans, mais jusqu'alors il ne l'avait
jamais poussé à un tel éclat; il en faisait un secret dont sa
femme était la seule confidente; les ouvriers de l'atelier où il
est contre-maître ne s'étaient jamais aperçu de rien.

21 mai. Le malade reste inébranlable sur ses idées de gran-
deur; il a encore des crampes et des fourmillements; toutefois
il se possède à ce point, qu'à mon arrivée je le trouve oc-
cupé à réparer une horloge. Il me demande à reprendre ses
travaux, et je le lui permets. Deux mois après, il survint un
nouvel accès de manie avec hallucination, et, comme on ne
pouvait exercer auprès de lui une surveillance active, on le
conduisit à Bicêtre, où il resta trois semaines environ, c'est-à-
dire deux ou trois fois plus de temps que je n'en avais mis à le
guérir de son premier accès.

Tels sont, dans toute leur simplicité, les premiers résultats
que j'obtins de l'expérimentation du cathétérisme dans l'aliénation mentale. Il n'est point question d'homœopathie dans
ces deux faits, parce que je commençais à peine, vers cette
époque, à entrevoir, par l'organe de mon excellent ami, M. le
docteur Escallier, à qui je dois l'honneur de ma conversion,
les horizons nouveaux découverts par Hahnemann. J'en étais
encore à pratiquer cette thérapeutique complexe, qui rend
inaccessible à l'examen les plus importants problèmes de l'art
de guérir.

Cependant une analyse attentive pouvait encore faire la part
de chaque chose dans les observations que j'ai citées, et rendre à la vérité ce qui lui revenait de droit. Ainsi, dans le premier cas, l'amélioration procéda immédiatement du contact du
stylet sur le tympan, avant que le purgatif fût administré, et

cette amélioration fit un nouveau progrès chaque fois que l'opération fut renouvelée.

Dans le second fait, la preuve était encore plus frappante; comme dans le premier, l'opération amène un changement soudain accusé par le malade lui-même, et le purgatif n'est administré que quelque temps après. Le lendemain, l'amélioration fait espérer une prompte guérison, mais des crampes et des fourmillements très-pénibles se sont déclarés dans tous les membres au fur et à mesure que cette amélioration s'est prononcée. Ces crampes et ces fourmillements sont l'effet du cathétérisme, et il y a longtemps que j'ai appelé l'attention, d'une manière spéciale, sur leur apparition. Par malheur, j'accède au désir du malade, qui demande à en être débarrassé; je prescris un bain d'une heure. Sous l'influence de cette médication inopportune, et sur laquelle l'expérience ne m'avait pas encore éclairé, les crampes et les fourmillements se dissipent, mais en même temps reparaît le délire aussi violent qu'au début. Cette fois le cathétérisme du tympan seul est pratiqué, les phénomènes physiologiques qu'il produit sont respectés, et, dès ce moment, l'amélioration marche jusqu'à ce que le malade ait recouvré l'état de santé antérieur à son accès.

En résumé mêmes effets physiologiques résultant de l'opération, et, dans les deux cas, mêmes effets curatifs aussi rapides et non moins incontestables. Alors, poussé, enhardi, entraîné par l'évidence, je ne songeai plus qu'à expérimenter sur une plus vaste échelle, et, dans ce but, je m'adressai à MM. les chefs de service de la Salpêtrière, j'allai leur proposer une série d'expérimentations faciles et sans danger aucun pour leurs malades.

Je n'étais pas, du reste, le premier qui eût cherché à tirer parti des régions auriculaires et de leurs rapports de proximité avec le cerveau dans le traitement des maladies mentales. M. le docteur Mitivié, longtemps avant moi, avait eu l'idée d'introduire les deux pôles d'une pile électrique jusqu'au fond du conduit auditif externe, et même de les implanter sur le tympan. Je ne sais rien de plus de cette sorte d'expérimentation, si ce n'est que les malades avaient vu passer devant leurs yeux des torrents d'étincelles. Il est probable que si elle eût donné d'autres résultats, il en eût été fait mention.

M'était-il réservé d'être plus heureux? Le cathétérisme du tympan avait déjà soulevé bien des préventions dans le corps médical, et j'allais peut-être exposer l'avenir d'une opération utile en affrontant les chances d'expérimentations nouvelles? Et pourtant, en dépit des conseils de la prudence, les deux observations dont j'ai parlé plus haut me semblaient si probantes en faveur des applications du cathétérisme au traitement de certains cas d'aliénation mentale, qu'il n'y avait plus d'hésitation possible. L'expérimentation fut donc résolue.

M. le docteur Baillarger m'avait, de prime abord, reçu d'assez bonne grâce. Ce fut dans son service, à la Salpêtrière, que j'opérai ma première malade. Ce pouvait être une femme d'une trentaine d'années ; elle avait les cheveux roux, le teint rouge et animé, et la plupart des attributs du tempérament sanguin. Il faut croire que M. Baillarger ne comptait pas beaucoup sur sa guérison, car elle était dans ses salles depuis huit mois sans qu'il eût obtenu d'amélioration notable. Aussi mon savant confrère me dit en souriant qu'il concevrait une bonne idée des succès réservés au cathétérisme dans l'aliénation mentale si je guérissais sa malade. Cette pauvre femme se laissa opérer fort tranquillement, et trois jours après la raison lui était revenue.

Je laisse à penser si M. Baillarger dut être surpris. Il faut croire que le succès dépassa tellement l'idée qu'il s'était faite des effets du cathétérisme, qu'il se refusa, pour ainsi dire, à en croire ses yeux; car, lorsqu'il m'annonça le retour de la malade à la raison, il ne voyait déjà plus dans ce fait qu'un simple effet du hasard, une pure coïncidence. A la folie avait succédé un peu de bronchite et de diarrhée, et, selon lui, l'apparition de ces phénomènes suffisait à donner la clef de cette guérison. L'inflammation des muqueuses avait opéré comme un dérivatif sur les troubles de l'esprit.

C'était là une de ces théories dont la fragilité se trahit au premier aperçu. On l'eût imaginée tout exprès pour affaiblir ou nier l'importance du résultat de mon expérimentation, qu'elle ne m'eût pas surpris davantage, et, en effet, on voit tous les jours des accès de manie, et même de manie furieuse, avec de la bronchite et de la diarrhée, sans que les troubles intellectuels en éprouvent la plus légère modification. L'observation de M. Baillarger ne reposait donc pas même sur un fait de pathologie générale constant ; de plus elle avait le tort, irrémissible pour un savant, de préjuger de la valeur d'une épreuve que, avec un peu plus de réserve, il eût enregistrée simplement jusqu'à plus ample informé.

Le mieux est que, dans la pensée de son auteur, cette brillante interprétation ne souffrait pas de réplique. Dès que je laissai percer le doute et l'espoir d'une explication différente, l'on me fit immédiatement sentir qu'il n'y avait pas à discuter. *Magister dixit*, et il fallait croire ou se taire. Telles étaient les conditions honorables auxquelles je devais souscrire.

Du service de M. Baillarger je passai dans celui de M. Mitivié, où je ne fus guère plus heureux ; l'un ne se croyant pas moins infaillible que l'autre, et tous deux ayant la même horreur de la contradiction. Tous deux me faisaient cette généreuse concession, que le cathétérisme réussissait contre les névralgies ; mais je devais être la dupe de mon esprit, d'espérer en étendre les applications à d'autres maladies. Sans trop s'embarrasser de connaître ses effets, et avec ce coup d'œil assuré, cette prodigieuse pénétration que développe chez nos maîtres l'habitude de la thérapeutique officielle, ces messieurs semblaient jeter au cathétérisme ce mot sacramentel : Tu n'iras pas plus loin !

On devine bien que, de mon côté, je protestai contre le ridicule d'un tel arrêt. Il vint un jour à l'esprit d'un philosophe l'idée, pour le moins bizarre, de nier le mouvement. On marcha devant lui, et depuis l'argument resta sans réplique. Moi aussi je me proposai de marcher en avant et d'en appeler à l'autorité des faits.

L'art de guérir éprouve, depuis soixante ans, un mouvement double de décomposition et d'organisation à la fois ; depuis soixante ans, des savants, animés de ce feu sacré que communique le vrai génie, travaillent à tirer des ruines, qu'un scepticisme outré a faites de la science, tout ce qui pouvait en être sauvé. Un travail d'élimination et de réorganisation aussi complétement révolutionnaire ne pouvait s'accomplir sans exciter l'attention de tous les hommes en position de prendre part à ces luttes ardentes que préparait la régénération des sciences médicales. Nous avons tous vu, par malheur, combien nos espérances ont été déçues. Les hommes que l'État comblait plus particulièrement de ses faveurs et des dignités profession- nelles furent les premiers à organiser le silence ou à proférer l'injure. On eût dit qu'ils avaient réellement pris à cœur de mériter le reproche que le chancelier Bacon adressait aux col- léges et aux académies de son temps, « de tyranniser les hommes de progrès et d'empêcher la propagation des lu- mières. » J'ose demander, à mon tour, si je devais être bien accueilli de ces mêmes hommes le jour où je vins troubler cette douce quiétude que leur faisait, depuis si longtemps, l'im- muable routine.

Mes expériences à la Salpêtrière furent donc de très-courte durée. Je constatai encore dans le service de M. Mitivié un nouveau succès de l'application du cathétérisme du tympan dans la folie; j'éprouvai aussi quelques revers dans plusieurs tentatives que je fis sur des hallucinées, plus particulièrement du tact et de l'ouïe, ou, si j'obtins sur elles quelques modifica- tions, elles ne se maintinrent que très-peu de temps. Quant au dernier succès que j'obtins dans le service de M. Mitivié, le voici exposé sommairement.

Eugénie X... est entrée, le 12 novembre 1851, salle Saint- Étienne, n° 20; profession de lingère, âgée de vingt-deux ans, tempérament lymphatico-nerveux, constitution délicate, vac- cinée.

Eugénie X... est mariée depuis trois ans; elle est accouchée, le 4 juin dernier, pour la seconde fois, d'une petite fille qu'elle voulait nourrir elle-même; mais il se déclara en peu de temps des fissures profondes au mamelon, et les douleurs qui en ré- sultèrent furent telles, que la malade leur attribue l'origine des premiers désordres qui survinrent dans son esprit. Ce fut d'abord un très-grand ennui et de l'indifférence pour tout e qui l'entourait, si ce n'est pour son enfant. En même temps un appétit insatiable, le jour et la nuit, et de la constipation. Le lait restait abondant quoique séreux, et les digestions se faisaient bien.

A ces premiers symptômes s'ajoute bientôt de l'insomnie, avec des rires involontaires, et l'envie presque irrésistible de sortir de son lit, une sensation de pesanteur au vertex, et une très-grande surexcitabilité de tout le système nerveux. La malade souffrait d'entendre le moindre bruit. Après cinq ou six jours de cette première modification de la santé, le délire éclate dans toute sa violence. Eugénie X..., réussissant à tromper la surveillance qu'on exerçait sur elle, s'échappe au milieu de la nuit, se répand dans le quartier, courant frapper de porte en porte, dansant avec un balai affublé d'un chapeau, criant, divaguant, croyant voir le monde bouleversé, s'abîmant dans les mers, etc., etc... Le mal de tête ne cessait pas d'être extrême; la nuit elle appuyait fortement le vertex contre le lit, parce que la compression soulageait un peu ses douleurs. Enfin elle fut conduite à la Salpêtrière et mise en cellule, où elle resta quatre jours avec la camisole de force. Le rire est la seule réponse à l'interrogatoire qu'elle subit. Cependant elle s'imagine qu'on veut la faire mourir, et, lorsque vient la nuit, c'est l'idée dominante qui empêche le sommeil; mais les divagations et les hallucinations n'en continuent pas moins. Le calomel à dose purgative est administré sans succès.

Dix jours après son entrée, je pratique la succussion du tympan deux jours de suite. Le premier jour, il y a plus d'agitation; le deuxième jour, l'opération, pratiquée avec peine, est suivie d'un état plus calme. Il se déclare, dès le premier jour, des fourmillements et un agacement nerveux presque insupportable. La malade croit que des insectes se promènent sur les membres inférieurs, puis elle ressent un fourmillement profond et très-douloureux dans les seins. Ces fourmillements ont sensiblement diminué le troisième jour; le quatrième jour ils avaient disparu, en même temps que la malade recouvrait le calme, le sommeil et la raison.

Il est impossible de méconnaître, par les phénomènes critiques qui jugent cette affection, qu'elle se rattache aux faits que j'ai déjà cités. Le premier jour, il se déclare quelques symptômes qui annoncent une aggravation homœopathique, puis les fourmillements surviennent, signes caractéristiques de l'action du cathétérisme, et enfin la guérison s'établit.

§ 6.

J'ai promis, au début de ce travail, en signalant les rapports qui existent entre l'oreille et le système nerveux, de revenir sur les observations que Fabrice de Hilden nous a transmises; non plus pour démontrer la réalité de ces rapports qui ressortent irréfragablement de la dissertation de Schellamer : *De Odontalgiâ tactu sanandâ*, et d'une foule de faits épars çà et là dans la tradition, mais je tiens à citer *in extenso* les observations de Fabrice, parce qu'elles peuvent, en outre, servir à instituer la pathogénésie du cathétérisme du tympan, comme si elles étaient du domaine de l'expérimentation pure. Voici les faits :

Premier fait. — En 1604, la fille d'un apothicaire de Lausanne vint consulter Fabrice de Hilden pour qu'il remédiât à des accidents graves provoqués par l'introduction d'un pois dans le fond de l'oreille. Cette demoiselle devenait presque sourde dans les temps de pluie, et, de plus, elle ressentait des douleurs violentes à la tête, aux bras et aux jambes. Elle ne pouvait prendre aucun repos.

Deuxième fait. — « Une fille de dix ans jouant avec des jeunes personnes de son âge, une d'elles lui jeta dans l'oreille gauche une boule de verre de la grosseur d'un pois. Elles ne purent la retirer, et plusieurs chirurgiens appelés l'un après l'autre n'y réussirent pas mieux; au contraire, la boule fut enfoncée plus avant. La mère, désespérant que l'on pût en faire l'extraction, s'en rapporta au temps pour le soulagement de sa fille, qui souffrait beaucoup. Les douleurs d'oreille se calmèrent peu à peu; mais il lui en restait sur le côté de la tête, lesquelles augmentaient lorsque le temps était humide. Il lui survint de l'engourdissement au bras, aux lombes, à la cuisse et à la jambe gauche, de sorte que toute cette partie du corps était dans un grand état de langueur. Cet engourdissement fit place à des douleurs aiguës dans les mêmes parties. Une toux continuelle succéda à ces symptômes. Les menstrues ne vinrent plus qu'une fois en trois mois, et en petite quantité. Enfin, après quatre ou cinq mois de souffrances, la malade eut des attaques de convulsions épileptiques, et le bras gauche tomba dans l'atrophie.

« La mère consulta beaucoup de gens de l'art sans parler de la cause du mal, parce que sa fille ne ressentait plus de douleurs à l'oreille. Fabrice de Hilden fut aussi prié, en 1595, de voir la jeune personne, à laquelle il donna des soins qui furent inutiles. Il commençait à désespérer de pouvoir la soulager, lorsqu'elle lui raconta ce qui lui était arrivé huit ans auparavant. Fabrice pensa que la présence de la boule de verre pourrait bien être la cause de la maladie, et il détermina la malade à se soumettre à l'opération, à laquelle elle répugnait beaucoup par rapport aux infructueuses tentatives qui avaient été faites précédemment. Il tira la boule avec assez de facilité, quoiqu'elle fut située profondément, et qu'elle fût, pour ainsi dire, collée par le pus et les autres humeurs. De l'huile de vers, que l'on fit tomber dans l'oreille, apaisa les engourdissements et les convulsions, et le bras reprit son embonpoint, de sorte que la santé de la malade s'est parfaitement rétablie. » (*Médecine opér.*, de Sabatier, tome III, page 457.)

On se demande après la lecture de ces deux observations, ce qu'il restait à faire pour arriver à la découverte du cathétérisme du tympan, si le principe *similia similibus curantur* ne conduisait pas directement à introduire un corps étranger, l'extrémité d'une sonde ou d'un stylet, par exemple, dans le fond de l'oreille, pour essayer de guérir des accidents analogues à ceux que ces deux observations exposent en termes si précis.

Cette loi des semblables est si féconde et si exactement vraie, que je ne puis m'empêcher de mettre le fait suivant en opposition avec ces céphalalgies plus ou moins douloureuses, que nous a fait ressentir un bruit assourdissant ou désagréable trop longtemps continué.

Le 17 mars 1851, M. B..., représentant du peuple, m'est adressé par un de ses collègues que j'ai guéri d'un accès de migraine. M. B..., âgé de quarante à quarante-cinq ans, d'une constitution pléthorique, d'un tempérament sanguin, est sujet, depuis l'âge de sept ans, à des accès de migraine qui se reproduisent tous les quinze jours, ou après un exercice violent, au retour de la chasse, d'un voyage sur mer, après un travail qui exige une attention soutenue, ou même par suite de la plus légère irrégularité de régime. Plusieurs personnes de la famille de M. B... sont affectées de la même maladie.

M. B... a servi dans l'artillerie de la garde nationale. *Il a remarqué que le bruit du canon lui guérissait un violent accès de migraine.*

Je pratique le cathétérisme, à la fin d'un accès; chaque fois que l'extrémité du stylet arrive sur le tympan, le malade est pris d'un effort de toux convulsif avec vomissements de matières muqueuses. Je renouvelle peut-être dix fois l'opération, et dix fois de suite le même phénomène se reproduit: ces contractions spasmodiques des muscles, de la respiration et de l'estomac, n'ont diminué de violence qu'à partir du moment où j'ai cessé de *toucher* la membrane pour l'effleurer avec l'extrémité de l'instrument. M. B... a éprouvé, en dernier résultat, un soulagement marqué, mais comme il approchait du moment où ses accès se terminent d'eux-mêmes, il me fut impossible d'attribuer exclusivement à l'opération l'amélioration qu'il parut en ressentir.

Voici donc un malade guéri de douleurs de tête par un phénomène de la même nature que les conditions dans lesquelles ces douleurs se développent souvent. Mais indépendamment de ce fait, si conforme à la méthode des semblables, je tiens à fixer, dans le cas particulier, l'attention sur ces mouvements spasmodiques des muscles, de la poitrine et de l'estomac, déterminés par le toucher du tympan.

Un phénomène pathogénétique aussi caractérisé ne pouvait manquer de m'indiquer l'emploi du cathétérisme dans certains cas de toux nerveuses avec vomituritions, et je dois dire que, sous ce rapport, l'expérience clinique est venue confirmer toutes mes prévisions.

A l'époque où cette observation vint à me passer sous les

yeux, la grippe régnait d'une manière endémique à Paris. Cette affection n'est autre chose qu'une bronchite compliquée de coryza avec des accidents nerveux du côté de la gorge, des organes de la respiration et de l'estomac. Ces derniers accidents sont d'habitude plus persistants que les phénomènes inflammatoires; car, au bout de trois jours, il est rare que la fièvre n'ait pas cédé, alors même que l'affection n'a été combattue par aucun traitement. Cependant les accidents nerveux résistent et entravent dans leur marche la résolution des parties enflammées.

Pratiqué dans ces dernières conditions, c'est-à-dire au moment de la prédominance des phénomènes nerveux, la première période de la grippe une fois épuisée, le cathétérisme du tympan m'offrait toujours la disparition immédiate de la céphalalgie ou de la lourdeur de tête, des picotements de la gorge, un changement marqué dans le timbre de la voix qui devient plus grave et plus nette. Une respiration plus facile, une amélioration marquée, des douleurs que les malades ressentent à l'épigastre, la cessation presque instantanée du malaise général, puis une amélioration dans l'intensité de la toux.

Je ne pousserai pas plus loin l'exposé des circonstances nombreuses où le cathétérisme peut être employé avec succès; je résumerai les indications cliniques de cette petite opération dans les cas suivants : Névralgies de la tête et des membres, — céphalalgie, — migraine, — certaines attaques d'hystérie, — syncopes hystériques, — mutisme, et — paralysie hystérique, — frémissement convulsif de quelques muscles de la face, — clignotement des paupières, — surdité, — paralysies, — aliénation mentale, — folie, — grippe.

J'ai parlé précédemment de l'analogie que présentaient ces effets de la succussion du tympan avec ceux de l'électricité. Bien que ce premier procédé offre encore, au point de vue pathogénétique, de grandes lacunes à combler, j'ai tout lieu de croire et d'espérer que le cathétérisme du tympan se substituera à l'électricité. Une sonde cannelée, un cathéter, à son défaut une tige rigide quelconque, pourvu qu'elle ait une extrémité mousse, un passe-lacet même pourra s'employer avec avantage au lieu de ces appareils électriques d'un prix encore si élevé.

Hahnemann est peu favorable à l'emploi de l'électricité. Il la conseille d'abord aux plus petites doses possibles, puis il retire le conseil qu'il avait donné, parce qu'il craint que l'on en abuse. On administrait, dit-il, des étincelles de plus en plus grandes, prétendant toujours que c'était là les plus petites possibles. Ce reproche ne s'adressera jamais au cathétérisme du tympan. Il arrivera de deux choses l'une : ou le cathétérisme sera tout à fait homœopathique, et alors son indication sera des plus positives. Dans ce cas, le plus léger attouchement du cathéter sur la membrane suffira pour guérir. Souvent même le frôlement du stylet boutonné sur les petits poils qui garnissent l'entrée du conduit auditif externe déterminera une vibration du tympan assez forte pour qu'il soit inutile d'aller plus loin. S'il n'est point homœopathique, au contraire, ce serait en vain que l'on s'évertuerait à toucher le tympan, l'organisme n'en resterait pas moins insensible.

Les faits cliniques ont surabondamment démontré toute l'extension que pouvaient avoir les effets de la succussion directe du tympan. La guérison des névralgies sciatiques par la cautérisation de l'hélix n'est donc pas un fait plus extraordinaire que la disparition d'une odontalgie violente par la compression ou la cautérisation de l'antitragus. Sous l'impression du cautère ardent sur l'hélix, quel que soit l'instrument de cette cautérisation, un clou rougi au feu, un bistouri ardent, un cautère spécial, ou l'extrémité d'une allumette chimique en ignition; sous cette impression, dis-je, le tympan se contracte, le manche du marteau s'ébranle par suite de ses adhérences avec cette petite membrane, et la commotion se communique à la corde du tympan, qui s'engage, comme on le sait, entre le marteau et l'enclume. Cette commotion une fois produite sur la corde du tympan, la secousse reçue par ce petit cordon nerveux se transmet de proche en proche à tout le système, et les fonctions de l'innervation se rétablissent.

Cette commotion s'accompagne parfois d'une sensation très-vive, rapide comme l'éclair; les malades éprouvent comme un étourdissement subit, que quelques-uns comparent à un choc électrique; s'ils cherchent à analyser leur impression, ils ont senti comme un double mouvement d'une extrême vitesse et dont la partie touchée serait le point de départ. L'un de ces mouvements est ascensionnel, se communiquant dans tous les nerfs de la tête; l'autre, descend à telle ou telle partie du corps, suivant l'impressionnabilité de l'individu. D'autres fois les malades n'ont éprouvé d'autre sensation qu'un mouvement ascensionnel ou descendant dans la partie douloureuse.

Dans tous les cas, au moment de l'opération, le malade doit être prévenu de la sensation qu'il va subir, afin d'éviter qu'il fuie devant l'instrument ou qu'il fasse un mouvement inconsidéré qui exposerait à la perforation du tympan ou à de plus graves désordres; il faut l'avertir qu'il n'éprouvera pas une douleur vive; de son côté, l'opérateur doit toujours se tenir en garde et s'attendre à tout événement. Il évitera tout danger s'il dirige assez délicatement l'extrémité mousse du stylet, de manière à ne pas craindre qu'il lui échappe des mains au moindre choc qui lui serait involontairement imprimé.

Je n'indique pas comme obstacle à l'opération la forme si variée qu'affecte le conduit auditif externe; il suffira le plus souvent de tirailler sur le pavillon de l'oreille pour démasquer l'ouverture de ce conduit au fond de la conque, et alors l'instrument ira de soi.

L'opération terminée, le malade ressent pendant quelques minutes une douleur vague derrière l'oreille, au-dessous du lobule et dans l'intérieur de l'oreille moyenne. Cette douleur s'épuise en fort peu de temps, ordinairement en quelques minutes, quand l'opération a été convenablement faite. Si la main s'est appesantie, au contraire, plus qu'il n'est utile, on expose assez souvent l'opéré à des sensations très-désagréables de l'ouïe, à des bruits de sifflement et à des bourdonnements insupportables. Ces bourdonnements cessent à un nouveau cathétérisme, si l'on y procède avec tous les ménagements possibles.

Une disposition anatomique qui expose souvent à provoquer le petit accident que je signale, c'est une grande différence de structure entre les deux membranes d'un même sujet. Ainsi, tandis que d'un côté le tympan présente un certain degré de résistance et de tension, l'on rencontre assez fréquemment, du côté opposé, la membrane sèche comme du parchemin, et quelquefois même à l'état rudimentaire. Dans ce dernier cas elle est moins tendue, comme plissée, et parfois l'organe en est plus sensible, particularité qui avait, du reste, été signalée par Savart. Alors le cathéter sera dirigé avec d'autant plus de précaution qu'il peut arriver à toucher les osselets sans rencontrer de cloison intermédiaire.

Une autre cause d'erreur à éviter dans le cathétérisme, c'est de laisser s'interposer entre l'extrémité de la sonde et la membrane une couche de cérumen assez épaisse ou tellement solidifiée qu'elle paralyse en partie l'action du stylet. On conçoit aisément la conduite à tenir en pareille circonstance.

En général, l'opération du cathétérisme se présente sans difficulté, et toutes les fois que ses effets seront homœopatiques, je ne pense pas qu'il y ait un praticien assez peu osé pour ne pas en tenter l'application.

Ce 14 août 1855.

9 782013 483025